CONSERVATION

DES

MEMBRES BLESSÉS

PAR

Armes à feu perfectionnées

PAR LE

Dr E. LANTIER

Ex-chirurgien de l'Ambulance de l'Adminisiration générale
des Postes.

PARIS
P. ASSELIN, SUCCESSEUR DE BÉCHET JEUNE ET LABE
LIBRAIRE DE LA FACULTÉ DE MÉDECINE
Et de la Société centrale de médecine vétérinaire
Place de l'Ecole-de-Médecine.

FÉVRIER 1872

PRÉFACE

Ce travail comporte d'autres développements aussi bien sur les plaies d'armes à feu que sur les grands traumatismes de toute nature; ils lui seront donnés plus tard. Déjà cependant il offrira de l'intérêt au lecteur, car il est le résumé d'efforts tentés dans une voie nouvelle et soutenus dans le but d'être utile le plus possible aux blessés.

Si quelque résultat a été obtenu, ce n'est pas sans avoir été, dès le début, aux prises avec des entraves puissantes qui pouvaient tout étouffer, tout compromettre.

Et à l'époque où le besoin de chercher se faisait si cruellement sentir, il n'a fallu rien moins qu'un heureux concours de circonstances pour que les premiers essais ne devinssent pas inutiles.

Si l'humanité n'est pas un vain nom, ces entraves sont-elles de notre époque?

Dr LANTIER.

CONSERVATION

DES

MEMBRES BLESSÉS

PAR

Armes à feu perfectionnées.

CONSERVATION

DES

MEMBRES BLESSÉS

PAR

Armes à feu perfectionnées.

I

Tel est le titre de ce mémoire, étrange, sans doute, pour l'époque où il a été écrit (Février 1871).

Je le soumets à la publicité dans sa forme primitive, tel qu'il a éte conçu au milieu des lugubres événements qui ont été un si vaste théâtre pour la chirurgie.

Les blessures par armes à feu ne méritent que trop d'être jugées graves ; elles ont donné lieu à bien des amputations ; cependant la conservation des membres atteints est loin d'être toujours impossible, et l'on pourrait, plus qu'on ne l'a fait jusqu'ici, la réaliser. C'est du moins ce que j'ai eu depuis longtemps en vue et ce que j'ai obtenu dans l'ambulance de l'Administration générale des postes, qui m'a été confiée.

Je vais ici exposer simplement ce que je considère comme un progrès dans le traitement des blessures par armes à feu.

De nos jours, la balistique a singulièrement aggravé ces blessures; qu'un os soit rencontré par un projectile des nouveaux engins, il est fracturé en éclats de nombre jusqu'ici inobservé, lesquels, selon la direction du choc, sont dépouillés ou non de leur enveloppe périostique, et sont éparpillés et incrustés dans les chairs. Ces fractures du progrès, avec esquilles et plaies, le tout communiquant avec l'air extérieur, constituent assurément les blessures les plus formidables.

Il n'y a pas jusque dans les parties molles que les projectiles des nouveaux engins ne fassent sentir leur pernicieux perfectionnement.

Il est en effet remarquable que leur trajet à travers les chairs n'est pas constamment d'une seule ligne, et qu'à son origine, ce trajet est parfois bifurqué, ayant un diverticulum en forme de doigt de gant, ce qui peut tromper sur le parcours véritable du projectile ou faire croire à un autre coup de feu. La rotation sur son axe du projectile suffit-elle pour expliquer ce phénomène ou bien l'état de détente ou de contraction des parties, au moment du coup, aurait-il là sa part d'influence?

Ou bien encore la balle, subitement arrêtée dans sa course, sa vitesse ainsi transformée en chaleur, se partagerait-elle en fragments?

Quoi qu'il en soit, j'ai observé ce fait plusieurs fois à la cuisse.

C'est là une disposition favorable à la suppuration, et je la signale.

Tenant à limiter la question dans ce qu'elle a de particulier par rapport au perfectionnement des armes, et ce qu'elle a de neuf par rapport au traitement, je n'aborde pas les considérations générales de siége anatomique, de tissus, de formes, de présence de corps étrangers, etc., que suggère l'étude des blessures par armes à feu; je ne m'étends pas non plus sur les causes générales de complication de ces blessures, telles que celles provenant de l'épuisement, de la fatigue des blessés, de leur agglomération, de l'encombrement, etc.

Mais, partant de ce fait que toutes les blessures par armes à feu sont à contusion et à stupeur; contusion qui va jusqu'à l'attrition immédiate des parties touchées ; stupeur de la région blessée, et quelquefois même de tout l'individu au point qu'il y a commotion ;

Que souvent elles sont à trajet sinueux et accompagnées de nombreuses esquilles ;

Admettant, d'autre part, qu'à la suite de ces blessures, la mort, quand elle n'est pas le fait de la commotion ni de l'hémorrhagie, non plus que des accidents nerveux, se produit par le mécanisme de l'infection purulente, ce qui est l'immense majorité des cas;

Je dis que les blessés des membres, toutes les fois que la principale artère du membre n'est pas endommagée, quel que soit du reste le siége de la blessure, quel que soit le nombre des esquilles, peuvent être préservés de l'infection purulente qui tue, et cela sans qu'il y ait à recourir à l'amputation ; de plus que leurs membres peuvent être conservés.

La méthode de traitement qui m'a procuré ce résultat, toutes précautions hygiéniques et générales étant prises d'ailleurs, consiste :

1° Dans l'emploi d'un liquide que j'appelle teinture balsamique pour les blessures laquelle est composée de :

Teinture alcoolique d'aloès...	250 grammes.
Baume du commandeur....	
Ergotine (ext. hydro-alcooliq.)	20 —

Cette formule convient à la plupart des cas ; elle a été déposée à l'Académie de médecine à la fin de l'année 1870.

2° Dans la pratique d'incisions, d'excisions, et si les os sont fracturés, selon les circonstances, dans la résection des deux ou bien de l'une ou de l'autre extrémité des fragments.

Ces diverses opérations ayant pour but de débrider les parties tuméfiées, de régulariser la surface des plaies et de faciliter l'extraction des esquilles et des corps étrangers, se font pour ainsi dire impunément, quelles que soient l'étendue et la profondeur des parties à atteindre, grâce à l'emploi de la teinture balsamique.

Cette composition, en effet, quand les plaies sont débarrassées des corps étrangers et régularisées, les préserve de toutes complications et les met à l'abri de l'infection purulente.

L'expérience m'a démontré qu'elle agit de plusieurs manières :

1° *Vitalement*, en réveillant de leur stupeur les tissus frappés et les disposant à un exsudat plastique ; de plus les hémorrhagies sont conjurées ;

2° *Chimiquement*, en préservant d'oxydation les surfaces des plaies et en détruisant les germes organiques qui pourraient les contaminer ;

3° *Mécaniquement*, en formant sur elles un vernis, protecteur qui permet de les considérer jusqu'à un certain point comme des plaies sous-cutanées.

La réaction de la teinture balsamique sur les plaies profondes est tellement puissante que, vingt-quatre heures après son application, elle détermine à leur pourtour un empâtement de nature plastique, appréciable par une consistance élastique de bonne nature et d'une température quelque peu plus élevée que celle des parties voisines.

Cet exsudat plastique forme sur les surfaces dépourvues d'épithélium une véritable barrière à l'absorption, et a l'immense avantage de réunir, comme par une soudure, les différents plans des tissus divisés, de manière à s'opposer aux fusées purulentes et gazeuses.

Ce n'est guère que le deuxième jour, et quelquefois le quatrième, que le contact de ce liquide fait éprouver de la douleur ; mais une fois qu'il est devenu douloureux, il continue de l'être à chaque pansement jusqu'à ce que les plaies soient définitivement recouvertes d'un exsudat cicatriciel.

Cette douleur n'est que passagère et disparaît au bout de quelques minutes, de sorte que l'intervalle des pansements est parfaitement calme.

Avec la teinture balsamique, la suppuration est peu abondante, bien liée et sans odeur.

Elle doit être employée superficiellement sous forme de gâteaux de charpie, appliqués sur les orifices des plaies, et profondément sous forme de lavages et d'injections pures, ou étendues d'eau alcoolisée, selon la réaction à obtenir.

Ces pansements ont l'avantage d'être rares, deux au plus par jour, et encore le plus souvent doit-on se borner, le soir, à arroser les couches de charpie sans les déranger.

Faciles à faire, ils n'ont que l'inconvénient de nécessiter l'emploi de l'alcool pour le lavage des mains et des instruments.

Il est remarquable que l'emploi scientifique de ces pansements fait que les blessés n'ont jamais de frisson, jamais de soif fébrile, jamais d'odeur ni de la plaie ni de la bouche, et la cicatrisation s'obtient rapidement dans un temps du reste variable avec la nature et la surface des tissus blessés.

A l'appui de ces propositions, voici des exemples choisis parmi les plus graves des blessés traités à l'ambulance de l'Administration des Postes.

II

N° 31 de la statistique de l'Administration générale des Postes :

Théotil G..., entré le 30 novembre 1870, — blessé au combat de Champigny : — coup de feu à la jambe droite qui est traversée de part en part à sa partie moyenne ; le peroné est fracassé : à travers la plaie postero-externe, on perçoit distinctement la mobilité des fragments. — Anesthésie des quatrième et cinquième orteils. — Débridement de l'orifice d'entrée ; application de la teinture balsamique et injection de la même substance.

Cinq jours après issue d'une petite esquille et d'un lambeau d'étoffe : dès lors les injections traversent d'un jet tout le parcours de la balle. Le huitième jour, vers midi, hémorrhagie considérable sous le pansement; la perte de sang qui peut être évaluée à un litre et demi inonde tout le lit : on accourt me prévenir ; le liquide employé ne contenait pas d'ergotine; j'en fais ajouter et l'hémorrhagie est arrêtée.

Depuis, le travail de cicatrisation s'établit franchement dans l'os fracturé comme dans les parties molles. — Jamais de fièvre. — Le blessé sort le 2 mars 1871 guéri et se servant parfaitement de sa jambe.

N° 29 de la statistique de l'Administration générale des Postes :

Pierre-Louis Q..., entré le 30 novembre 1870 : blessé au combat de Champigny au quart supérieur du bras droit. Blessure affreuse : le bras, traversé de part en part, n'existe plus dans sa continuité que par deux lambeaux de chair ; l'humérus est en éclats, et, au travers de la plaie, on peut facilement passer deux doigts à la fois. L'amputation a été jugée non-seulement de nécessité mais d'urgence !... Mais l'artère humérale est intacte ; quoi qu'il en coûte, je veux conserver le bras de ce blessé. — Application extérieure et interne de teinture balsamique. — Attèles ; linges chauds sur tout le membre. — Le neuvième jour issue d'un lambeau de la capote. — Pendant douze jours, la peau au-dessous de la plaie, dans une étendue de la largeur de la main, demeure froide ; mais les artères radiale et cubitale battent. Le treizième jour enfin, la réaction arrive, la peau s'échauffe, le blessé gardera son bras. — Chaque jour, des esquilles sont extraites au moyen des ciseaux et du bistouri. Ces esquilles, au nombre de onze dont sept énormes, montrent bien que l'humérus a été emporté dans toute son épaisseur sur la longueur de plus de 5 centimètres ; elles sont conservées dans un flacon cacheté du sceau de l'Administration générale des Postes. — A la troisième semaine, commencement de consolidation ; la plaie d'entrée se rétrécit ; au bout d'un mois, elle est solidement cicatrisée. Les pansements et lavages n'ont plus lieu que par l'orifice de sortie de la balle, véritable trou béant. — A la fin de janvier, le blessé commence à faire les mouvements d'ensemble du bras. La cicatrisation marche à grands pas. — En février, par imprudence inqualifiable, le blessé sort, sans permission de l'ambulance et rentre ivre-mort ; un phlegmon diffus est à craindre : je fais alors une longue et profonde incision du bras ; même pansement, additionné pendant quelques jours de teinture de bdellium ; quelques infiniment petites esquilles blanches sont retirées ; elles sont également conservées mais dans un flacon à part. Je demeure maître de la complication ; quand, sur ses instances réitérées, le blessé sort, le 23 mars 1871, avec son bras et sa main qui fonctionnent parfaitement malgré le raccourcissement de l'humérus. Il n'y a jamais eu de fièvre. — Il est à remarquer que Q... est âgé de quarante et un ans, qu'il tousse habituellement et qu'il est adonné à la boisson.

N° 50 de la statistique de l'Administration générale des Postes :

Marcelin M..., entré le 20 janvier, blessé au combat de Montretout d'un coup de feu à la main droite : large plaie cernant à sa racine le pouce, l'index et le médius : fracture comminutive de l'articulation metacarpo-phalangienne médiane ; section du tendon extenseur ; anesthésie de l'index, du médius ; perte des mouvements d'adduction des muscles Thénar. — Teinture balsamique en applications et lavages. Extraction d'esquilles. — Un phlegmon de la main se déclare ; longues incisions au dos de la main ; le foyer est mis à découvert ; même traitement ; cependant, pendant quelques jours, application de teinture de bdellium. La main est dès lors maintenue appliquée sur une planchette résistante, la paume étant constamment remplie de charpie. Grande exfoliation de l'épiderme, reproduction aussi rapide ; exubérance de bourgeons charnus, saignants au moindre contact ; ils sont réprimés avec le crayon de nitrate d'argent.

Jamais de fièvre. — M... peut sortir le 28 mars, ses plaies parfaitement cicatrisées, sans atrophie des muscles Thénar, et commençant à faire jouer le médius, lequel, diminué d'un centimètre et demi, se trouve plus court que l'index et l'annulaire, mais conservant sa phalange unguéale.

Janvier 1872, M... a repris ses fonctions d'employé à la poste.

N° 52 de la statistique de l'Administration générale des Postes :

Ansbert G..., entré, le 1er février, blessé au combat de Montretout d'un coup de feu à la tête : contusion du crâne; un lambeau triangulaire, y compris le périoste, est détaché au-dessus du front sur une étendue de six centimètres. Quand ce blessé, qui est du treizième bataillon de la Garde nationale, me fut adressé à l'ambulance, sa blessure n'était qu'un véritable sac à pus : le lambeau, tordu sur son pédicule, présentait sa face chevelue au fond de la plaie ; G... était déjà en voie de s'infecter ; très amaigri, il avait éprouvé des accidents nerveux, tressaillements de la face et des paupières avec frissons. — Dissection du lambeau et adaptation convenable : application de teinture balsamique. Les accidents disparaissent aussi bien que les frissons, et G..., reprenant confiance, ne se croit plus menacé du tétanos, ainsi qu'on lui avait dit autrefois. — J'ai dû, à plusieurs reprises, exciser les bords de la plaie ; mais la cicatrisation finit par s'établir de telle sorte que G... sortit guéri le 23 janvier.

N° 34 de la statistique de l'Administration générale des Postes :

Pierre M..., entré le 30 novembre 1870, blessé au combat de Champigny au coude droit. Un seul orifice d'entrée, à liseré bleuâtre et à collerette d'épiderme décollée, se voit à la région olécrânienne; la flexion est facile, mais l'extension est incomplète ; application de teinture balsamique ; cicatrisation de la plaie au bout de quinze jours Cependant l'extension persiste à ne pas se faire complétement, même la rétraction dans le sens de la flexion prédomine de plus en plus ; le coude est gonflé surtout au niveau de l'épicondyle,

— Pas de fièvre. — M... croit à la présence de la balle, bien que les explorations méthodiques fréquemment répétées dans la position où il a été blessé ne confirment pas cette opinion; il réclame d'être opéré. Le trois février, j'emploie la chloroformisation, dans l'espérance d'obtenir l'extension complète pendant la résolution; ceci est fait sans succès. M... n'en continue pas moins à vouloir être opéré. — Le 13 février, me rendant à ses vœux, confiant du reste dans l'innocuité de l'opération suivie du traitement par la teinture balsamique, je me décide à trépaner l'os qui est si tumefié. Donc nouvelle chloroformisation, longue incision à la partie externe du coude, dénudation de l'extrémité inférieure et externe de l'humérus; application d'une couronne de trépan sur la partie postéro-externe, comprenant une partie de l'épicondyle. Cette opération ne fait découvrir aucun projectile; du moins elle montre le trajet qu'il a parcouru, trajet reconnaissable à la teinte bleuâtre des tissus. — Une seule artère a dû être liée ; application de teinture balsamique ; cinq jours après le blessé se levait. Il n'y a jamais eu de fièvre, le coude a diminué de volume et n'est plus empâté ; M... déclare alors se trouver plus fort de son bras qu'avant l'opération, l'extension se fait du reste plus facilement et il y a lieu de croire qu'avec le temps l'intégrité de cette fonction se retrouvera.

N° 53 de la statistique de l'Administration générale des Postes :

Henri A..., entré le 20 janvier, éclat d'obus à la main droite, blessé au combat de Loigny (près d'Orléans). A... a été amputé en province, quinze jours après sa blessure, successivement du pouce, de l'index et du médius ; à son entrée à l'ambulance, la surface des moignons n'est qu'une plaie fétide, semée de taches noirâtres insensibles. A... est pâle, sans appétit et a presque continuellement des frissons. Application de teinture balsamique. La plaie devient rapidement inodore, rosée, et bientôt (1er avril 1871) il ne reste plus à se combler que les vides causés par l'élimination des points gangrenés. Les frissons avaient tout d'abord disparu. Il est à remarquer que la plupart des blessés sont entrés à l'ambulance dans les plus mauvaises conditions ; la fatigue, la faim, la soif et le froid les avaient épuisés. Dans de meilleures conditions, le résultat est encore plus satisfaisant. C'est ainsi que j'intercale le fait suivant. En mai 1870, Albert M..., sujet prussien, employé à la maison E. Erlanger, est blessé au tir d'un coup de revolver. La balle, de gros calibre, entre à la partie supérieure et externe de la cuisse gauche, paraît avoir contourné le fémur et va se loger entre les tendons dits de la patte d'oie. Appelé en toute hâte, je fais, non sans peine, malgré une longue incision, l'extraction de cette balle qui se trouvait pincée par les tendons retractés. Une seule injection est faite dans le trajet, et, malgré l'issue, le sixième jour d'un lambeau de vêtement par l'orifice de sortie, la cicatrisation se fait par première intention, si bien que, trois semaines après, la guérison était obtenue sans suppuration.

N° 32 de la statistique de l'Administration générale des Postes :

Louis D..., entré le 30 novembre 1870, blessé au combat de Champigny de deux coups de feu à la cuisse gauche. Le fémur est fracturé complétement à sa partie moyenne : trois plaies en rapport avec le foyer de la fracture ; l'une à la région interne de la cuisse, à son tiers supérieur ; les autres à la région externe, dont l'une au quart supérieur, l'autre au quart inférieur, et sur un plan d'environ deux centimètres plus en arrière. Ces dernières, à bords nets et renversés, sont les plaies d'entrée ; une seule balle olivaire déformée à son sommet a été retrouvée dans les vêtements, au niveau de la cuisse droite, sans qu'il y eût de blessure en ce point.

Le doigt introduit dans la plaie supéro-externe sent le fémur dénudé de son périoste au-dessous du grand trochanter, mais pas de fracture ; la plaie infero-externe présente cette particularité d'avoir deux trajets : l'un se dirigeant vers la plaie interne et au travers duquel on perçoit des fragments osseux ; l'autre montant au-dessous de l'aponévrose générale d'enveloppe vers la plaie supéro-externe, comme s'il était en continuité avec elle et faisait ainsi un séton. Mais en l'explorant avec soin, il est constaté que ce dernier trajet se termine en un cul-de-sac de huit centimètres.

Le membre est placé en bonne position dans une gouttière, les plaies étant hermétiquement fermées avec de la charpie imbibée plusieurs fois par jour de teinture balsamique. — Incision du diverticulum dans toute sa longueur. Le membre ayant enflé, et la suppuration s'étant établie, j'emploie les injections de la même substance dans tous les trajets. Et, autant pour faciliter ces pansements intérieurs que pour prévenir la stagnation des humeurs, j'ai recours à l'aspiration pneumatique.

Voici comment je l'ai pratiquée. Les tubes de caoutchouc à paroi épaisse s'altèrent dans les plaies, il faut les changer fréquemment; je donne la préférence aux tubes de plomb qui sont flexibles et aptes aussi bien à prendre qu'à garder toutes les formes qu'on leur imprime; leur sulfuration est inoffensive. Ceux que l'on me procura avaient cinq millimètres d'ouverture; à leur extrémité, qui devait plonger dans les plaies, je les fis percer de petits trous sur une longueur de plusieurs centimètres. Ainsi préparés, ils furent fixés dans les trajets au moyen d'une cupule en gutta-percha prenant un large point d'appui sur les parties saines, et leur étant adhérente par des bandelettes au collodion. Cet appareil pouvait ainsi rester en place deux et même trois jours. D'autres tubes en verre avec des ajutages en caoutchouc, formant soupape de sûreté contre une trop brusque différence de pression, et munis, du reste, de robinets, le mettaient en communication avec le réservoir du vide.

Ce réservoir n'était autre qu'un grand bocal dans lequel le vide était fait à volonté au moyen d'une pompe aspirante. M. Adrian, pharmacien de l'ambulance, avait eu la précaution d'y verser une solution de potasse caustique pour purifier les gaz qui la traversaient pendant le jeu de l'aspiration.

Un tube fut placé dans la plaie interne de la cuisse, un autre dans la plaie inféro-externe; tandis que la plaie supéro-externe demeurait hermétiquement oblitérée par de la charpie imprégné de teinture d'aloës. Ces deux tubes, composés des éléments indiqués, se réunissaient au pied du lit sur un ajutage de plomb en Y, adapté lui-même au tube du réservoir. Leur fonctionnement était donc, à volonté, simultané ou bien indépendant. Pour faire les injections de teinture balsamique et les lavages de l'intérieur des plaies, il n'y avait qu'à interposer un ajutage de plomb en T sur e tube interne. La manœuvre se comprend d'elle-même.

Ce système de tubes et de robinets ne causait aucune gêne au blessé, car il était supporté par les coussins sur lesquels le membre reposait, soit par les anses de bandelettes fixées au collodion le long de la cuisse et de la jambe, et aussi par des ligatures aux barreaux du lit.

J'avais en même temps remplacé la gouttière classique qui est rigide et nécessite, quand il faut changer sa garniture, le mouvement de tout le membre. Je lui avais substitué un appareil composé d'une pièce de taffetas gommé et de petits coussins, lesquels, roulés en cylindres de grosseur variable et rapprochés les uns des autres, constituent le plan sur lequel on veut que le membre repose ; ils peuvent être changés l'un après l'autre sans le moindre dérangement, et les bords de la pièce de taffetas relevés tout le long du membre et roulés sur un coussin cylindrique, complètent une véritable gouttière, mobile selon les besoins dans toutes et chacune de ses parties.

C'est dans ces conditions et avec ces moyens que le gonflement de la cuisse diminua rapidement, ainsi que la suppuration dont la quantité fut modérée au point de ne pas sembler proportionnée à un aussi grand traumatisme. Cependant, pas de frissons, pas de fièvre ; l'appétit était excellent.

Le blessé allait ainsi à merveille. Le trajet supéro-externe avait été incisé sur une longueur de douze centimètres, et la cicatrisation s'y faisait rapidement. Les autres plaies se modifiaient le plus favorablement ; les trajets étaient moins tortueux, et leurs parois denses, fermes, étaient régulières comme si elles ne traversaient pas des tissus de structure différente. Les tubes de plomb ne devaient plus être, comme au début, modelés en sinuosités les plus prononcées. Il s'était bien fait, par suite du repos prolongé dans la même position, une plaie au sacrum ; le blessé n'avait pu se résigner à un changement de position sur le côté, et la suspension hyponarthécique avait échoué.

Mais tout, néanmoins, faisait espérer le plus heureux résultat, quand le 10 janvier un convoi de malades, venu on ne sait d'où (cet événement se produisait pour la seconde fois) est déposé à l'hôtel des Postes. Parmi ces malades, il y avait des érysipélateux qui pénétrèrent dans nos premières salles. A partir de cette époque, les choses changèrent de face. (Un infirmier, facteur des postes, a été lui-même pris d'érysipèle grave).

En effet, Louis D... fut infecté, non toutefois par les surfaces traumatiques qui étaient pansées avec la teinture balsamique, mais par la plaie du sacrum qui avait été pansée avec de la poudre de charbon et de quinquina; on vit alors un érysipèle, à reflet bronzé, se développer au sacrum, à la région lombaire et au haut de la cuisse, puis gagner la jambe, puis le cou-de-pied; en même temps la fièvre s'allumait. Au dos du pied et au mollet phlyctènes, puis de la gangrène: il y eut là un vaste décollement de la peau; je luttai cependant; larges affusions froides sur tout le membre; lavages en jet avec eau iodée et camphrée; lavages avec la teinture balsamique, étendue d'eau; application de poudre de charbon et de quinquina; fortes doses de sulfate de quinine à l'intérieur. La gangrène se limita; la cicatrisation commença et la peau se recolla en plusieurs points: il y eut ainsi un moment où tout espoir ne fut pas perdu. Les battements de l'artère tibiale étaient nettement perçus; cependant la fièvre ne cédait pas. Survinrent des frissonnements, puis des frissons avec des gaz par haut et par bas; ceux des plaies étaient devenus très fétides et c'est alors que la solution de M. Adrian nous rendit un véritable service. Le blessé s'était amaigri brusquement; après quinze jours de lutte contre l'érysipèle et les accidents qu'il avait fait naître, la mort apparut inévitable; elle arriva le 26 janvier.

L'examen anatomique de la région blessée devait être intéressant. Le 27 janvier je pus faire l'autopsie; elle eut lieu en présence de M. de La Balme, chef du matériel des postes. — Voici ce qui fut constaté. Les surfaces traumatiques frappent les yeux par la netteté avec laquelle elles sont limitées ; c'est un liseré gris bleuâtre qui les entoure ; ce liseré, couleur d'ardoise, a cinq millimètres d'épaisseur ; plus dense que les tissus sains auxquels il adhère, au point de sembler en faire partie ; il est souple, légèrement élastique, partout homogène. C'est une sorte de sac à feuillet épais placé entre les parties saines et l'air extérieur ; véritable enveloppe sur les limites de l'organisme, où se passaient les phénomènes de cicatrisation. La teinture balsamique, outre son action vitale, avait ainsi déposé ses corpuscules résineux dans la trame des tissus.

Le trajet supéro-externe est solidement cicatrisé, ainsi que le diverticulum qui avait été incisé.

Le fémur est fracturé à son milieu. Le bout supérieur est en biseau ayant sa face fracturée en arrière ; le bout inférieur est fracassé en sept fragments, dont quatre principaux. L'un d'eux mesure neuf centimètres de long sur trois centimètres et demi en largeur : par une face réciproque taillée en biseau, il correspond au fragment supérieur. Tous ces fragments étaient en voie de se consolider et la plupart étaient recouverts de bourgeons osseux.

Un dessin de M. Bernasse, élève en médecine, attaché à l'ambulance, reproduit très bien cette disposition. Deux fragments sont surtout remarquables par leur soudure intime, la végétation osseuse qu'ils ont produits et une lamelle de nouvelle formation, cartilagineuse non encore ossifiée, qui les unit aux fragments voisins. L'un d'eux, qui a pu se souder, était cependant dépourvu de périoste ; à la vérité c'était le plus petit et il se trouvait enclavé parmi les autres qui avaient gardé leur périoste.

L'articulation du genou est saine ; sans la funeste complication dont il a été parlé, il n'est pas douteux que la guérison eût été obtenue, car, pour juger cette observation, il faut se rappeler l'effroyable mortalité qui sévissait à cette époque sur les blessés et sur les opérés, et, cependant Louis D..., atteint d'une blessure des plus formidables, a vécu cinquante-huit jours.

III

Le traitement qui vient d'être exposé est éminemment conservateur.

Il permet de simplifier les opérations ; fait de l'amputation une mesure exceptionnelle, et même, dans ce cas, il est entre les mains du chirurgien un moyen précieux pour conjurer l'infection purulente et hâter la cicatrisation. Mais pour avoir toute son efficacité, ce n'est pas seulement à l'ambulance que ce traitement devrait être employé : il devrait être institué sur le champ de bataille même.

Que de blessés, tardivement secourus, subissant toutes les intempéries, sont ainsi infectés, et deviennent eux-mêmes plus tard une source d'infection ! Voici du moins un pansement immédiat qui préserverait leurs plaies, d'autant plus sûrement que, pour l'appliquer, il n'y a pas besoin de mains exercées : chaque soldat serait apte à rendre ce service à son voisin blessé.

Ce pansement n'est autre que la teinture balsamique, devenue portative et facile à manier sous forme de charpie molle.

Celle que j'ai fait préparer à l'ambulance de l'Administration générale des Postes est imprégnée de la composition suivante :

Teinture alcoolique d'aloës ..	} 250	grammes.
Baume du commandeur		
Ergotine (ext. hydro-alcooliq.)	30	—
Glycérine neutre.............	200	—

A des propriétés hémostatiques, elle joint donc l'avantage de mettre les surfaces traumatiques à l'abri de toute oxydation et de tout germe organique ; conditions des plus favorables pour attendre l'intervention du chirurgien.

Pour s'en servir, il n'y a qu'à l'imbiber, si cela est possible, d'eau alcoolisée ou, au besoin, d'eau pure.

Cette charpie se conserve très bien et fort longtemps en paquet, dans une enveloppe double de papier d'étain et de papier goudronné.

Depuis j'en ai modifié la composition de la façon suivante :

Teinture alcoolique d'aloës....	420	grammes.
Baume du commandeur.......	250	—
Ergotine (ext. hydro-alcooliq.).	80	—
Glycérine neutre.............	250	—

Il y aurait avantage à en généraliser l'emploi non-seulement sur le champ de bataille, mais dans les usines, partout où se produisent d'ordinaire les grands traumatismes. Toutes les boîtes de secours devraient en être munies.

Dr LANTIER.

Paris. — Imprimerie Kugelmann, 13, rue du Helder.

www.ingramcontent.com/pod-product-compliance
Ingram Content Group UK Ltd.
Pitfield, Milton Keynes, MK11 3LW, UK
UKHW020456220726
13923UKWH00006B/2583